La guía definitiva para

CIALIS

para los hombres

Lograr un bienestar sexual rápido, seguro, satisfactorio y duradero

Dr. Declan Miller

Tabla de contenido

La guía definitiva para 1

CIALIS 1

para los hombres 1

Lograr un bienestar sexual rápido, seguro, satisfactorio y duradero 1

Capítulo 1 7

INTRODUCCIÓN 7

Introducción a Tadalafil (Cialis): 9

La importancia de buscar asesoramiento médico: 11

Instrucciones de prescripción: 12

Conclusión 14

Capitulo 2 15

ENTENDIENDO EL MECANISMO DE ACCIÓN Y CLASIFICACIÓN 15

Propósito de uso..............................dieciséis

Comparación con otros inhibidores de la PDE5 17

Inicio de acción de Cialis 18

Duración del efecto 19

Comparación de efectos secundarios...........19

Consideraciones sobre contraindicaciones e interacciones..20

Efectividad y Seguridad 21

Resumen...21

Capítulo 3..22

INDICACIONES Y DOSIFICACIÓN 22

Dificultad para lograr o mantener una erección 23

Dosis recomendadas para la disfunción eréctil 24

Consideraciones para la dosificación en la disfunción eréctil 25

Hiperplasia prostática benigna (HPB).......26

Dosis recomendadas para la HPB 27

Consideraciones para la dosis de BPH 27

Opciones de tratamiento para la disfunción eréctil y la hiperplasia prostática benigna .29

Al recetar Cialis, es importante considerar cuidadosamente a poblaciones especiales. 29

Posibles inconvenientes 30

Sobredosis 31

Capítulo 4 33

CONSIDERACIONES DE SEGURIDAD 33

Consideración médica 34

Consideración farmacéutica 38

Conclusión 40

Capítulo 5 40

ABORDAR LOS EFECTOS SECUNDARIOS E INTERACCIONES 40

Efectos secundarios típicos 41

Abordar los efectos 42

Grupos únicos 43

Capítulo 6 46

ASESORAMIENTO Y CONCLUSIÓN DEL PACIENTE 46

La importancia del asesoramiento al paciente 46

Información importante a considerar 47

Información para pacientes 49

Resumen de puntos clave 51

La importancia de estar bien informado 52

Conclusión 53

Descargo de responsabilidad 55

Capítulo 1
INTRODUCCIÓN

Bienvenido a nuestra mirada en profundidad a Cialis, un fármaco innovador que está cambiando la forma en que las personas manejan la disfunción eréctil (DE) y los trastornos relacionados con la sexualidad. En este capítulo, profundizaremos en las características de Cialis, también conocido como tadalafilo, y su importante función en la restauración de la salud y el vigor sexual.

Comprender la disfunción eréctil:

La disfunción eréctil, también conocida como impotencia, es un grupo de disfunciones sexuales caracterizadas por una incapacidad crónica para lograr o mantener una erección suficiente para una relación sexual satisfactoria. Es fundamental comprender la compleja combinación de componentes fisiológicos, psicológicos y conductuales que causan esta enfermedad común.

Las dificultades vasculares, las enfermedades neurogénicas, los desequilibrios hormonales o las anomalías anatómicas que alteran los mecanismos responsables de establecer y mantener una erección son las causas más comunes de disfunción eréctil. Una de las principales causas de la disfunción eréctil es la reducción del suministro de sangre al pene, a menudo asociada con enfermedades subyacentes como la aterosclerosis, la hipertensión o la diabetes.

Los problemas psicológicos como el estrés, la preocupación, la depresión, la ansiedad por el desempeño y las dificultades en las relaciones pueden exacerbar o precipitar los trastornos sexuales. Los aspectos fisiológicos se vinculan indisolublemente con estas dificultades de salud emocional y mental, creando una matriz compleja que determina la función y el disfrute sexual.

Fumar, el consumo excesivo de alcohol, el comportamiento sedentario y la mala elección de alimentos pueden contribuir al desarrollo o empeoramiento de la disfunción eréctil. Abordar estos factores de riesgo modificables es fundamental para la atención integral del servicio de urgencias y los resultados óptimos del tratamiento.

Introducción a Tadalafil (Cialis):

Cialis se puede clasificar bajo el nombre comercial de tadalafilo, como un inhibidor de la fosfodiesterasa tipo 5 (PDE5). Su aprobación regulatoria marcó una nueva era en el tratamiento de la disfunción eréctil, brindando una opción terapéutica sólida y a largo plazo para las personas que padecen disfunción sexual.

La capacidad de Cialis para bloquear selectivamente la enzima PDE5, presente principalmente en las células del músculo liso del cuerpo cavernoso del pene, explica su brillantez farmacológica. Cialis aumenta los efectos del óxido nítrico (NO), una molécula de señalización vital liberada durante la estimulación sexual que relaja las arterias del pene y los músculos lisos, lo que resulta en un aumento del flujo sanguíneo y una erección del pene.

A diferencia de sus predecesores de la familia de inhibidores de la PDE5, Cialis destaca por su duración de efecto significativamente más larga, con una vida media de aproximadamente 17,5 horas. Cialis se conoce como "la píldora del fin de semana" debido a su ventana de acción extendida, que permite la espontaneidad y flexibilidad en la actividad sexual, lo que la distingue de las alternativas de acción más corta.

La importancia de buscar asesoramiento médico:

Es fundamental buscar orientación médica de especialistas sanitarios capacitados para utilizar este medicamento de forma segura y eficaz. Dada la compleja interacción de factores fisiológicos, psicológicos y conductuales que sustentan la DE, se requiere un examen exhaustivo por parte de un proveedor de atención médica para un diagnóstico correcto, una clasificación de riesgos y una planificación de tratamiento personalizada.

La consulta médica es la base para comprender la génesis de la disfunción eréctil, identificar cualquier trastorno médico subyacente o variables contribuyentes y desarrollar una estrategia terapéutica personalizada. Los expertos en atención médica analizan cuidadosamente el historial médico del paciente, incluidas las comorbilidades, los medicamentos y los factores psicológicos, para determinar el mejor enfoque terapéutico.

Además, la evaluación médica permite calcular la dosis ideal de Cialis dependiendo de parámetros individuales como la edad, la gravedad de la disfunción eréctil, los problemas médicos concomitantes y el régimen farmacológico. Adaptar el régimen de dosis a las necesidades y tolerancia particulares de cada paciente es fundamental para mejorar los resultados del tratamiento y al mismo tiempo minimizar el riesgo de efectos secundarios.

Instrucciones de prescripción:

El cumplimiento de las instrucciones del medicamento es fundamental para maximizar la eficacia y seguridad del tratamiento con Cialis. Los profesionales de la salud aconsejan a los pacientes que sigan estrictamente el régimen posológico, que incluye el cumplimiento de las dosis específicas, la frecuencia de administración y el tiempo de ingesta.

Para el tratamiento de la disfunción eréctil, la dosis inicial recomendada de Cialis suele ser de 10 mg, por vía oral, antes de la actividad sexual prevista, con o sin comidas. Puede reducir la dosis a 5 mg o aumentarla hasta un máximo de 20 mg una vez al día, dependiendo de su reacción y tolerancia individuales. Es fundamental tener en cuenta que exceder la dosis o frecuencia recomendada puede aumentar el riesgo de efectos secundarios sin proporcionar ventajas terapéuticas adicionales.

Además, los pacientes deben respetar estrictamente el tiempo de administración autorizado de Cialis, tomándolo de 30 minutos a 1 hora antes de iniciar actividad sexual. Esto permite una absorción óptima y el inicio de la acción, aumentando las posibilidades de lograr una erección satisfactoria después de la estimulación sexual.

El uso simultáneo de Cialis con comidas grasas o un consumo significativo de alcohol puede retrasar el inicio del efecto y afectar su potencia. Para maximizar los efectos terapéuticos de Cialis, se debe advertir a los pacientes que eviten beber cantidades sustanciales de alcohol o comer comidas ricas en grasas mientras toman el medicamento.

Conclusión

En esta extensa investigación de Cialis, nos hemos embarcado en un viaje integral para descubrir los intrincados matices de la disfunción eréctil, las capacidades farmacológicas de Cialis, el valor de obtener orientación médica y la importancia de seguir las instrucciones de prescripción. Al estudiar exhaustivamente estos principios esenciales, los lectores obtienen una comprensión profunda de la mecánica subyacente, los beneficios terapéuticos y las preocupaciones de seguridad relacionadas con el uso de Cialis.

Capitulo 2

ENTENDIENDO EL MECANISMO DE ACCIÓN Y CLASIFICACIÓN

El tadalafilo es un inhibidor de la PDE5 que obstruye eficazmente la actividad de la enzima fosfodiesterasa tipo 5. Esta enzima es responsable de la degradación de una molécula conocida como monofosfato de guanosina cíclico (cGMP), que desempeña un papel en la relajación de las células del músculo liso. La degradación del cGMP hace que las células del músculo liso se contraigan, lo que podría provocar una reducción del flujo sanguíneo al pene. Esto puede hacer que sea difícil lograr y mantener una erección.

Cialis actúa bloqueando la PDE5, lo que conduce a niveles más altos de cGMP en las células del músculo liso del pene. Esto da como resultado la relajación de las células del músculo liso, lo que permite un mayor flujo de sangre al pene y, en última instancia, ayuda a lograr una erección. Cialis tiene un mecanismo de acción específico que se dirige a las células del músculo liso del pene, sin afectar otras partes del cuerpo.

Propósito de uso

Los médicos suelen recetar Cialis para tratar la disfunción eréctil (DE), una afección que afecta la capacidad de lograr o mantener una erección necesaria para la actividad sexual. Además, sirve como tratamiento para la hiperplasia prostática benigna (HPB), una afección caracterizada por un agrandamiento de la próstata. Cuando la próstata aumenta de tamaño, puede causar problemas al orinar. Los síntomas pueden incluir dificultad para iniciar la micción, chorro de orina débil y viajes frecuentes al baño.

Normalmente recomendamos administrar Cialis por vía oral entre 30 minutos y 1 hora antes de tener actividad sexual. Recomendamos comenzar con una dosis de 10 mg y ajustarla según la respuesta y tolerancia del individuo. La dosis diaria recomendada para la HPB es de 5 mg.

Comparación con otros inhibidores de la PDE5

Cialis es uno de los muchos inhibidores de la PDE5 que se pueden recetar. Otros dos inhibidores de la PDE5 de uso común son el sildenafil (Viagra) y el vardenafil (Levitra). Aunque los tres fármacos tienen mecanismos de acción similares, existen variaciones en su duración de acción, inicio de acción y perfiles de efectos secundarios.

Inicio de acción de Cialis

Cialis tiene un inicio de acción más lento en comparación con el sildenafil y el vardenafil. El inicio de acción de Cialis puede oscilar entre 30 minutos y 1 hora, mientras que el sildenafil y el vardenafilo suelen empezar a actuar en 15 a 30 minutos. El inicio de acción más lento se debe a la absorción más lenta de Cialis en el torrente sanguíneo.

Duración del efecto

Existe una diferencia notable en la duración de la acción entre Cialis, sildenafil y vardenafil. La duración de la acción de Cialis es significativamente mayor en comparación con el sildenafil y el vardenafil, que tienen una duración más corta, de 4 a 6 horas. Cialis es una opción popular entre los hombres que desean la libertad de participar en actividades sexuales sin la necesidad de una planificación meticulosa de la ingesta de medicamentos, debido a su duración prolongada de acción.

Comparación de efectos secundarios

Los perfiles de efectos secundarios de los tres inhibidores de la PDE5 son bastante similares, siendo los más frecuentes dolor de cabeza, enrojecimiento y malestar estomacal. Sin embargo, los estudios han encontrado que es menos probable que Cialis cause alteraciones visuales que el sildenafil. En comparación con Cialis, Vardenafil tiende a tener una mayor incidencia de enrojecimiento y malestar estomacal.

Consideraciones sobre contraindicaciones e interacciones

Los hombres que toman nitratos, como nitroglicerina, deben evitar el uso de Cialis debido al riesgo potencial de una caída peligrosa de la presión arterial. Los hombres que hayan sufrido un ataque cardíaco o un derrame cerebral en los últimos 6 meses, así como aquellos con angina inestable o presión arterial baja, deben evitar este tratamiento.

Algunos medicamentos, como los alfabloqueantes, utilizados para controlar la presión arterial alta y la HPB, pueden interactuar potencialmente con Cialis. La combinación de Cialis con alfabloqueantes puede reducir la presión arterial, lo que puede provocar mareos y desmayos.

Efectividad y Seguridad

Múltiples estudios han demostrado la eficacia y seguridad de Cialis en el tratamiento de la disfunción eréctil y la HPB. En ensayos clínicos, Cialis ha demostrado mejoras significativas tanto en la función eréctil como en los síntomas urinarios en hombres con disfunción eréctil y HPB, respectivamente. Normalmente, los efectos secundarios de este medicamento son leves y temporales, y la mayoría de las personas lo toleran bien.

Resumen

En última instancia, Cialis actúa como un inhibidor de la PDE5, abordando eficazmente los problemas relacionados con la disfunción eréctil y la hiperplasia prostática benigna. Actúa mejorando el flujo sanguíneo al pene al inhibir la degradación de cGMP. En comparación con otros inhibidores de la PDE5, Cialis ofrece una duración de acción más prolongada y es menos probable que cause alteraciones visuales. Los hombres que toman nitratos deben evitar Cialis, ya que puede tener interacciones con medicamentos específicos. Para la disfunción eréctil, la dosis inicial recomendada es de 10 mg, mientras que para la HPB es de 5 mg una vez al día. Cialis ha demostrado su eficacia y seguridad en ensayos clínicos, lo que lo convierte en una opción ampliamente favorecida para los hombres que padecen disfunción eréctil y HPB.

Capítulo 3
INDICACIONES Y DOSIFICACIÓN

Cialis es un medicamento ampliamente recetado que trata eficazmente una variedad de afecciones sexuales que afectan a un número significativo de hombres en todo el mundo. En este capítulo, examinaremos las diversas razones para recetar Cialis, incluido el tratamiento de la disfunción eréctil (DE) y la hiperplasia prostática benigna (HPB). También ofreceremos recomendaciones de dosificación integrales para cada indicación, asegurando que los lectores tengan una comprensión clara de cómo usar Cialis de manera segura y efectiva.

Dificultad para lograr o mantener una erección

La disfunción eréctil, también conocida como impotencia, es una condición frecuente caracterizada por la dificultad para lograr o mantener una erección durante las relaciones sexuales. Lidiar con la disfunción eréctil puede ser un tema desafiante y delicado, que afecta no solo a la persona que la experimenta, sino también a su pareja y la dinámica de sus relaciones. Cialis es una opción de tratamiento muy eficaz para la disfunción eréctil, con su mecanismo de acción centrado en la inhibición de la PDE5. Esta enzima es responsable de descomponer el monofosfato de guanosina cíclico (cGMP), un compuesto crucial en el cuerpo. El cGMP desempeña un papel crucial a la hora de facilitar la relajación del músculo liso, un componente vital del proceso de erección del pene.

Dosis recomendadas para la disfunción eréctil

Para el tratamiento de la disfunción eréctil, se recomienda tomar Cialis en una dosis de 10 mg, aproximadamente 30 minutos antes de tener actividad sexual. Sin embargo, la dosis puede diferir según los requisitos únicos de cada paciente y la reacción al tratamiento. Tiene la flexibilidad de tomar Cialis según sea necesario, con la opción de usarlo hasta una vez al día si es necesario. Es importante tener en cuenta que tomar Cialis más de una vez cada 24 horas puede aumentar el riesgo de experimentar efectos negativos.

Consideraciones para la dosificación en la disfunción eréctil

Al iniciar el tratamiento con Cialis para la disfunción eréctil, se deben considerar varios factores relacionados con la dosificación:

Dosis inicial recomendada: Tome Cialis por vía oral, al menos 30 minutos antes de tener actividad sexual.

La respuesta individual del paciente al tratamiento puede requerir ajustes de dosis. Si la dosis de 10 mg resulta ineficaz, una posible solución podría ser aumentar la dosis a 20 mg. Por el contrario, si el paciente experimenta algún efecto adverso, podemos reducir la dosis a 5 mg.

Frecuencia de administración: Puede tomar Cialis según sea necesario, hasta un máximo de una vez al día.

Cialis tiene un efecto duradero y permanece hasta 36 horas después de la administración.

Puedes tomar Cialis con o sin alimentos. Sin embargo, es importante tener en cuenta que el consumo de comidas ricas en grasas puede provocar un retraso en la absorción del medicamento.

Es importante evitar tomar Cialis con nitratos, ya que esta combinación puede provocar un mayor riesgo de hipotensión. Los pacientes que toman alfabloqueantes deben tener precaución al usar Cialis para evitar riesgos potenciales de hipotensión y mareos.

Hiperplasia prostática benigna (HPB)

La hiperplasia prostática benigna, también conocida como agrandamiento de la próstata, es una afección frecuente que afecta a un número significativo de hombres en todo el mundo. También se reconoce como el problema urológico común en hombres mayores de 50 años. La glándula prostática, que no es cancerosa, crece como hiperplasia prostática benigna (HPB). Este crecimiento puede causar síntomas como aumento de la frecuencia urinaria, urgencia y dificultad para iniciar o mantener el chorro de orina. La FDA ha aprobado Cialis para el tratamiento de la HPB. Su mecanismo de acción consiste en relajar el músculo liso de la próstata y el cuello de la vejiga, lo que ayuda a mejorar los síntomas urinarios.

Dosis recomendadas para la HPB

Para la HPB, se recomienda tomar Cialis en una dosis de 5 mg una vez al día, aproximadamente a la misma hora todos los días. Puede tomar Cialis con o sin alimentos y no es necesario ajustar la dosis según su edad o insuficiencia renal.

Consideraciones para la dosis de BPH

Al iniciar el tratamiento con Cialis para la HPB, hay algunos factores importantes a considerar con respecto a la dosis:

- La dosis inicial recomendada de Cialis es de 5 mg, una vez al día.
- La edad o la insuficiencia renal no deben ser la base para ajustar la dosis.
- Recomendamos tomar Cialis una vez al día, de forma constante, a la misma hora todos los días durante un máximo de 26 semanas.
- Cialis tiene un efecto duradero, que dura hasta 24 horas después de la administración.
- Puedes tomar Cialis con o sin alimentos. Sin embargo, es importante tener en cuenta que el consumo de comidas ricas en grasas puede provocar un retraso en la absorción del medicamento.

- Los pacientes que toman alfabloqueantes deben tener precaución al usar Cialis, ya que puede aumentar el riesgo de hipotensión y mareos.

Opciones de tratamiento para la disfunción eréctil y la hiperplasia prostática benigna

Los pacientes que padecen disfunción eréctil y HPB pueden beneficiarse significativamente al combinar Cialis con otras terapias. Aconsejamos a los pacientes sometidos a terapia combinada que tomen una dosis diaria de 5 mg a la misma hora todos los días para obtener resultados óptimos.

Al recetar Cialis, es importante considerar cuidadosamente a poblaciones especiales.

- En pacientes mayores, Cialis se puede recetar sin necesidad de ajustar la dosis en función de la edad.
- Los pacientes con insuficiencia renal pueden usar Cialis de forma segura y no es necesario ajustar la dosis.
- Los pacientes con insuficiencia hepática deben utilizar Cialis con precaución, ya que puede aumentar la probabilidad de experimentar efectos adversos.
- No aprobado para uso en pacientes pediátricos.
- Cuando use Cialis en combinación con antihipertensivos, tenga cuidado ya que puede aumentar potencialmente el riesgo de hipotensión.
- Los pacientes que toman ritonavir deben usar Cialis con precaución ya que puede aumentar el riesgo de efectos adversos.

Posibles inconvenientes

Cialis generalmente se tolera bien, pero, como ocurre con cualquier medicamento, puede tener algunos efectos secundarios. Algunos de los efectos secundarios que pueden ocurrir con Cialis son:

- Dolor de cabeza.
- Dispepsia.
- Dolor de espalda
- Mialgia.
- Rubor
- Congestión nasal
- Sentirse mareado

Cialis puede tener efectos secundarios raros, como:

- Presión arterial baja
- priapismo
- La erección prolongada puede ser preocupante.
- Cambios en la visión

- Pérdida de la audición

Sobredosis

Si hay una sobredosis, es importante brindar atención de apoyo, que puede incluir:

Soporte cardiovascular: Controle de cerca los niveles de presión arterial y brinde la asistencia necesaria para la salud cardiovascular.

Descontaminación Gastrointestinal: Puede administrar lavado gástrico o carbón activado según sea necesario.

Manejo de síntomas: Aborde cualquier síntoma que pueda ocurrir, como dolores de cabeza o mareos, a medida que surjan.

En última instancia, Cialis demuestra ser un tratamiento notablemente eficaz tanto para la disfunción eréctil como para la HPB. Al recetar Cialis, es importante que los proveedores de atención médica evalúen minuciosamente las recomendaciones de dosificación, las consideraciones de dosificación y las posibles interacciones y contraindicaciones para garantizar un tratamiento seguro y eficaz.

Capítulo 4
CONSIDERACIONES DE SEGURIDAD

En este capítulo, exploraremos las contraindicaciones, advertencias y precauciones asociadas con el uso de Cialis. Nos concentraremos en escenarios en los que el medicamento podría presentar riesgos y sería necesario evitarlo. Además, ofreceremos información de seguridad personalizada para diferentes grupos de pacientes.

Consideración médica

Para algunos pacientes, es primordial considerar ciertas condiciones médicas y medicamentos específicos antes de recomendar el uso del medicamento. Estos factores incluyen:

Reacción alérgica: Las personas que hayan experimentado una reacción alérgica al tadalafilo o cualquiera de sus ingredientes no deben usarlo.

Es posible que Cialis no sea adecuado para personas que hayan experimentado previamente erecciones prolongadas. El priapismo es una afección poco común que requiere atención médica inmediata para prevenir posibles daños al pene a largo plazo. Esta condición se ha relacionado con Cialis. Los pacientes deben ser conscientes del riesgo potencial de priapismo y buscar atención médica de inmediato si notan algún síntoma.

Los pacientes con deformidades anatómicas del pene, como la enfermedad de Peyronie o la fibrosis cavernosa, deben evitar el uso de Cialis debido a contraindicaciones. Estas condiciones pueden aumentar la probabilidad de priapismo u otras complicaciones.

Las personas con retinitis pigmentosa, una rara condición genética que puede provocar problemas de visión, no deben usar Cialis. Los estudios han demostrado que Cialis puede empeorar la pérdida de visión en personas con estas condiciones particulares.

Los pacientes con enfermedades cardiovasculares deben tener precaución al usar medicamentos, ya que pueden elevar el riesgo de eventos cardiovasculares como ataques cardíacos o accidentes cerebrovasculares.

Presión arterial baja: Cialis puede provocar una caída de la presión arterial, especialmente en personas que también toman medicamentos antihipertensivos. Es fundamental controlar de cerca a los pacientes con hipotensión para detectar cualquier signo de deterioro.

Cialis tiene el potencial de causar pérdida de visión, especialmente en personas con enfermedades oculares preexistentes. Es importante informar a los pacientes sobre la posibilidad de pérdida de la visión y aconsejarles que busquen ayuda médica de inmediato si notan algún síntoma.

Pérdida de audición, especialmente en personas que ya tienen problemas auditivos. Es importante informar a los pacientes sobre el peligro potencial de la pérdida auditiva y aconsejarles que busquen asistencia médica de inmediato si presentan algún síntoma.

Los pacientes geriátricos deben usar Cialis con precaución, ya que pueden ser más susceptibles a la hipotensión y otros posibles efectos adversos.

Los pacientes con insuficiencia renal deben tener precaución al utilizar Cialis, ya que pueden ser necesarios ajustes de dosis.

Los pacientes con insuficiencia hepática deben utilizar Cialis con precaución, ya que pueden ser necesarios ajustes de dosis.

Los pacientes con enfermedad pulmonar deben tener precaución al usar Cialis, ya que puede empeorar los síntomas respiratorios.

Los pacientes con trastornos hemorrágicos deben utilizar Cialis con precaución ya que puede aumentar el riesgo de hemorragia.

Los pacientes que reciben tratamiento anticoagulante deben utilizar Cialis con precaución, ya que puede aumentar el riesgo de hemorragia.

Los pacientes que toman alfabloqueantes deben usar Cialis con precaución, ya que puede aumentar potencialmente el riesgo de hipotensión y mareos.

Se debe tener precaución al utilizar Cialis en pacientes que toman ritonavir, ya que puede aumentar el riesgo de efectos adversos.

Las mujeres embarazadas o en período de lactancia deben evitar el uso de Cialis, ya que no se ha establecido su seguridad y eficacia en estas situaciones.

Pacientes con diabetes: Los pacientes con diabetes deben tener precaución al usar Cialis, ya que puede elevar el riesgo de hipoglucemia. Es importante controlar de cerca a los pacientes con diabetes para detectar cualquier signo de empeoramiento de la hipoglucemia.

Consideración farmacéutica

Los pacientes que toman ketoconazol deben usar Cialis con precaución ya que puede aumentar el riesgo de efectos adversos.

Los pacientes que toman itraconazol deben usar Cialis con precaución, ya que esto puede aumentar el potencial de efectos negativos.

Los pacientes que toman eritromicina deben usar Cialis con precaución ya que puede aumentar el riesgo de experimentar efectos negativos.

Se debe tener precaución al usar Cialis en pacientes que toman cimetidina, ya que puede aumentar el potencial de efectos negativos.

Las personas que usan nitratos no deben tomar tadalafilo, ya que puede aumentar el riesgo de sufrir presión arterial baja. Al combinar nitratos con Cialis, tenga cuidado, ya que esta combinación puede provocar una caída significativa de la presión arterial, lo que puede ser peligroso.

Conclusión

En general, Cialis es un medicamento fiable y eficaz para tratar tanto la disfunción eréctil como la hiperplasia prostática benigna. Sin embargo, es fundamental tener un conocimiento profundo de las consideraciones de seguridad relacionadas con su uso, que abarcan contraindicaciones, advertencias y precauciones. Al cumplir con las pautas proporcionadas en este capítulo, los proveedores de atención médica pueden garantizar la seguridad y eficacia del tratamiento que ofrecen a sus pacientes.

Capítulo 5
ABORDAR LOS EFECTOS SECUNDARIOS E INTERACCIONES

Cialis es un medicamento comúnmente recetado para el tratamiento de la disfunción eréctil (DE) y la hiperplasia prostática benigna (HPB). Es importante ser consciente de los posibles efectos secundarios e interacciones que pueden ocurrir al usar Cialis, ya que generalmente es bien tolerado. En este capítulo, determinaremos las diversas reacciones adversas que pueden surgir por el uso de Cialis. Esto abarcará tanto los efectos secundarios más frecuentes como los graves, así como cualquier interacción establecida con otros medicamentos.

Efectos secundarios típicos

Cialis puede causar una variedad de efectos secundarios comunes, como:

- El dolor de cabeza es un efecto secundario frecuente de Cialis y afecta a alrededor del 15% de los pacientes.
- La indigestión, un efecto secundario común de Cialis, puede ocurrir hasta en un 10% de los pacientes.
- El dolor de espalda es una ocurrencia común que afecta aproximadamente al 7% de los pacientes.
- El dolor muscular, conocido como mialgia, es un fenómeno frecuente que afecta hasta al 5% de las personas.
- El enrojecimiento es un efecto secundario frecuente de Cialis y afecta a alrededor del 5% de los pacientes.

- La congestión nasal es una ocurrencia común para algunos pacientes de Cialis y afecta hasta al 5% de las personas.
- El mareo es un efecto secundario frecuente de Cialis y afecta alrededor del 3% de los pacientes.

Abordar los efectos

Los proveedores de atención médica deben tomar medidas para controlar cualquier efecto secundario que pueda surgir del uso de este medicamento:

Es importante controlar de cerca a los pacientes para detectar cualquier signo de efectos secundarios, especialmente durante el período de dosificación inicial.

Modificar la dosis: ajuste la dosis de Cialis según la respuesta individual del paciente al tratamiento.

Ofrezca tratamiento sintomático: Ofrezca tratamiento sintomático para los efectos secundarios, como dolor de cabeza o mareos.

Suspenda el tratamiento: si tiene efectos secundarios graves o persistentes, deje de usar Cialis.

Grupos únicos

Al abordar los efectos secundarios y las interacciones en poblaciones especiales, es importante que los proveedores de atención médica:

- En el caso de los pacientes geriátricos, es importante controlarlos de cerca para detectar cualquier signo de efectos secundarios, especialmente hipotensión y mareos.

- Para pacientes con insuficiencia renal, es importante considerar ajustar la dosis de Cialis. Esto se debe a que pueden tener un mayor riesgo de sufrir efectos secundarios.
- Para pacientes con insuficiencia hepática, es importante considerar ajustar la dosis de Cialis. Esto se debe a que pueden ser más propensos a experimentar efectos secundarios.
- Es fundamental recordar que Cialis no ha recibido aprobación para su uso en pacientes pediátricos y aún se desconoce su seguridad y eficacia.
- Maternidad y Lactancia MaternaNo es aconsejable utilizar Cialis durante el embarazo o la lactancia, ya que no se

han estudiado sus efectos en estos grupos.

Capítulo 6
ASESORAMIENTO Y CONCLUSIÓN DEL PACIENTE

El asesoramiento eficaz al paciente es esencial para garantizar el uso seguro y exitoso de la terapia con Cialis. Como proveedor de atención médica, es fundamental educar a los pacientes sobre el uso correcto de Cialis, sus posibles ventajas y desventajas, y la importancia de seguir las instrucciones de dosificación y horario.

La importancia del asesoramiento al paciente

Es fundamental brindar asesoramiento al paciente por varios motivos:

- Cumplimiento mejorado: el asesoramiento al paciente tiene el potencial de mejorar el cumplimiento de los regímenes de medicación, lo que resulta en mejores resultados del tratamiento.

- Posibilidad minimizada de efectos secundarios: al educar a los pacientes sobre posibles efectos secundarios e interacciones, los proveedores de atención médica pueden reducir efectivamente la probabilidad de reacciones adversas.
- Mejora de la seguridad del paciente: el asesoramiento al paciente desempeña un papel crucial para garantizar la seguridad del paciente.
- Mayor satisfacción del paciente: el asesoramiento al paciente tiene el potencial de aumentar la satisfacción del paciente al abordar eficazmente sus inquietudes y brindar instrucciones concisas.

Información importante a considerar

Al asesorar a los pacientes sobre la terapia con Cialis, los proveedores de atención médica deben discutir los siguientes puntos:

- Es fundamental seguir las instrucciones recomendadas y tomar Cialis a la misma hora todos los días.
- Informe a los pacientes sobre los posibles efectos secundarios, incluidos dolor de cabeza, dispepsia y dolor de espalda, y anímelos a informar cualquier síntoma o inquietud inesperado.
- Informe a los pacientes sobre posibles interacciones con otros medicamentos, incluidos nitratos, alfabloqueantes y antihipertensivos.
- Es importante informar a los pacientes sobre las contraindicaciones, incluida

cualquier alergia al tadalafilo o sus componentes, así como cualquier deformidad anatómica del pene.
- Informe a los pacientes sobre los riesgos potenciales de usar Cialis durante el embarazo y la lactancia.
- Debemos aconsejar a los pacientes que limiten su consumo de alcohol mientras toman Cialis, ya que puede aumentar la probabilidad de experimentar efectos secundarios.
- En cuanto a la actividad sexual, es fundamental que sólo la practique cuando Cialis sea eficaz. Si experimenta priapismo, es importante buscar atención médica.

Información para pacientes

Para un asesoramiento eficaz al paciente, los proveedores de atención médica tienen acceso a una variedad de materiales educativos para el paciente, que incluyen:

- Proporcione a los pacientes folletos de información para pacientes que resuma la información esencial sobre la terapia con Cialis.
- Proporcione guías de medicamentos que ofrezcan información completa sobre Cialis, como instrucciones de dosificación, posibles efectos secundarios e interacciones.
- Realizar sesiones de asesoramiento con pacientes para abordar sus inquietudes y preguntas sobre la terapia con Cialis.

En resumen

En general, Cialis es un medicamento fiable y eficaz para tratar tanto la disfunción eréctil como la hiperplasia prostática benigna. Sin embargo, para obtener resultados óptimos, es fundamental que los pacientes estén bien informados y comprendan claramente los posibles beneficios y riesgos asociados con la terapia. Al asesorar a los pacientes sobre el uso apropiado de Cialis, los proveedores de atención médica pueden ayudar a los clientes a seguir las pautas de dosis y tiempos, minimizar las posibilidades de experimentar efectos secundarios y priorizar el bienestar del paciente.

Resumen de puntos clave

En resumen, esta guía de medicamentos cubre los puntos clave:

El mecanismo de acción de Cialis implica la inhibición de la fosfodiesterasa tipo 5, lo que produce niveles elevados de monofosfato de guanosina cíclico y relajación de los músculos lisos.

Los médicos recetan Cialis para tratar la hiperplasia prostática benigna y la disfunción eréctil.

Recomendamos tomar Cialis por vía oral aproximadamente 30 minutos antes de tener actividad sexual para obtener resultados óptimos. La dosis sugerida es de 10 mg.

Reacciones adversas: Cialis puede causar algunos efectos secundarios comunes como dolor de cabeza, dispepsia y dolor de espalda. Sin embargo, también existen efectos secundarios poco frecuentes pero graves a tener en cuenta, como priapismo, pérdida de visión y pérdida de audición.

Las interacciones medicamentosas son una preocupación al tomar Cialis, ya que puede interactuar con varios medicamentos como nitratos, alfabloqueantes y antihipertensivos.

Consideraciones importantes: Las personas con hipersensibilidad conocida al tadalafilo o cualquiera de sus componentes no deben usar Cialis. Además, las personas con deformidades anatómicas del pene y quienes toman nitratos deben evitar el uso de este medicamento.

Brindar orientación a los pacientes es fundamental para promover el uso seguro y eficiente de Cialis, así como para abordar cualquier pregunta o inquietud que puedan tener.

La importancia de estar bien informado

Es importante utilizar Cialis de manera bien informada para garantizar un tratamiento seguro y eficaz. Es importante que los pacientes se sientan capacitados para hacer preguntas y comunicar cualquier inquietud o síntoma inesperado a su proveedor de atención médica. Al alentar a los pacientes a tomar decisiones informadas y mantener líneas abiertas de comunicación con sus proveedores de atención médica, pueden mejorar la efectividad de su tratamiento y reducir la probabilidad de experimentar efectos adversos.

Conclusión

En última instancia, Cialis demuestra ser un medicamento muy beneficioso para tratar tanto la disfunción eréctil como la hiperplasia prostática benigna. Al comprender la información clave de esta guía de medicamentos, los proveedores de atención médica pueden brindar atención informada a sus pacientes y los pacientes pueden optimizar los resultados de su tratamiento. Es importante tener en cuenta que mantener una comunicación abierta con los proveedores de atención médica es crucial para el uso seguro y eficaz de Cialis.

Descargo de responsabilidad

Si bien esta guía tiene como objetivo proporcionar información exhaustiva sobre cómo lograr el disfrute y el bienestar sexual con Cialis, es importante tener en cuenta que las experiencias individuales pueden diferir. El contenido de este libro está destinado únicamente a fines informativos y no debe utilizarse como sustituto del asesoramiento, diagnóstico o tratamiento médico profesional. Se recomienda a los lectores que busquen asistencia especializada de especialistas en atención médica certificados según sus necesidades y circunstancias de salud específicas. Además, la información proporcionada no respalda ni fomenta el uso no autorizado de Cialis ni de ningún otro medicamento. El autor y el editor no son responsables de ninguna repercusión resultante de la interpretación o aplicación de la información proporcionada en este documento. Al utilizar esta guía, los usuarios reconocen y aceptan la responsabilidad de sus decisiones y consecuencias de atención médica.

www.ingramcontent.com/pod-product-compliance
Lightning Source LLC
Chambersburg PA
CBHW050021230526
45470CB00003B/1075